MAL DE PINTO

ET

PSORIASIS

Étude microscopique et clinique

présentée au Congrès Homéopathique de Barcelone
SEPTEMBRE 1924

par le Dr RAFAEL ROMERO
de Merida (Mexique)

Diplômé de l'Ecole nationale Homéopathique de Mexico

TRADUCTION ET PRÉFACE
du Dr F. MANGET

PARIS
ÉDITIONS MÉDICALES
7, RUE DE VALOIS, 7
1925

MAL DE PINTO

ET

PSORIASIS

Étude microscopique et clinique

présentée au Congrès Homéopathique de Barcelone

SEPTEMBRE 1924

par le Dr RAFAEL ROMERO

de Merida (Mexique)

Diplômé de l'Ecole nationale Homéopathique de Mexico

TRADUCTION ET PRÉFACE

du Dr F. MANGET

PARIS

ÉDITIONS MÉDICALES

7, RUE DE VALOIS, 7

1925

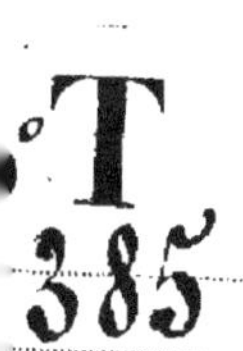

PRÉFACE

Dermatologiste de valeur, auteur d'un Traité de Thérapeutique des maladies de la peau édité à Barcelone et très répandu dans les pays de langue espagnole, le Dr Rafaël Romero a présenté en septembre 1924 au Congrès homéopathique de Barcelone un intéressant rapport très documenté sur une affection cutanée peu connue, le CARATÈS OU MAL DE PINTO BLANC, *et sur* LE PSORIASIS. *C'est ce rapport plus complet, qui fait l'objet du présent livre.*

Idéalement placé, dans une contrée où les maladies cutanées sont variées et fréquentes et grâce à une pratique incessante et éprouvée il a pu étudier de nombreux cas de toutes les variétés de ces affections.

De laborieuses recherches microscopiques qui ont duré plusieurs années, lui ont permis de récolter une ample moisson de preuves qu'il a rassemblées dans les nombreuses planches microphotographiques de son ouvrage.

Une collection imposante de faits cliniques contrôlés par le laboratoire l'a amené à affirmer la nature parasitaire de cette affection et à identifier le parasite.

Par l'enchainement même de ses recherches, son attention attirée sur le PSORIASIS *l'a conduit à découvrir, grâce à sa technique de préparation, la nature de cette dermatose et à fournir également les preuves microscopiques.*

Ce travail est certainement le plus complet qui ait paru jusqu'ici sur ces points peu étudiés; les dermatologistes et les praticiens de toutes les Ecoles y trouveront des données particulièrement originales et entièrement neuves tant au point de vue clinique que microscopique.

Le traitement des affections étudiées, loin d'être négligé, a été l'objet de considérations particulières et si l'auteur conseille des remèdes qui ont une action spéciale externe ou interne sur la peau ou sur le parasite seul, il attribue avec raison la première place au traitement de l'état général, et, suivant la méthode homéopathique, personnellement adapté à chaque malade selon sa constitution et son tempérament .Ces conditions sont absolument nécessaires pour obtenir des guérisons dans ces deux maladies particulièrement tenaces.

Si le Dr Romero a eu l'heureuse fortune de faire avancer d'un léger pas la science médicale sur les points qu'il a traités, le travailleur et le savant, seront satisfaits d'avoir été utiles aux confrères, les praticiens de tous les pays et aux malades vers la guérison desquels tendent tous nos efforts.

Dr F. MANGET.

Neuilly-Paris, 1924.

QUELQUES MOTS DE L'AUTEUR

L'étude du Mal de Pinto (Caratès) et du Psoriasis que je soumets à la critique judicieuse de mes confrères est un petit effort pour donner à connaître ce qu'a fait jusqu'ici l'École homéopathique pour la recherche clinique et microscopique soigneuse et complète de ces maladies.

Les données cliniques et de laboratoire que je présente sont toutes originales. Beaucoup d'entre elles complètement nouvelles sont le résultat de plusieurs années de travail, employées à étudier beaucoup de points incertains de l'histoire de ces dermatoses et à en compléter d'autres.

Le Mal de Pinto blanc est présenté dans ce travail, le plus complètement possible, tant du point de vue clinique que microscopique.

Quant au Psoriasis, le lecteur verra si je suis dans la vérité en le considérant comme parasitaire ; il pourra aussi juger si le parasite que j'ai découvert est la cause du mal. Mais il faut bien retenir que : *Le Psoriasis peut se diagnostiquer sans voir le malade* ; *il suffit de faire la préparation microscopique des squames épidermiques, suivant la technique que j'indique* pour savoir s'il s'agit ou non de cette dermatose.

Ce fait démontre évidemment qu'il existe dans lesdites squames quelque chose de *spécifique* et de *caractéristique.*

Merida (Mexique)
1924.

I

Mal de Pinto (Caratès)

La dermatose que l'on nomme *Mal de Pinto* dans le Yucatan (Mexique) a reçu en Amérique du Sud les noms de Caraté et de Quirique.

Les dermatologistes de langue anglaise l'appellent Pinta disease, Spotted sickness et les français, Caratès. Disons tout de suite que ces noms ne correspondent pas exactement à la variété observée dans le Yucatan.

Cette maladie se développe au Mexique, dans l'Amérique Centrale et l'Amérique du Sud ; elle se rencontre aussi aux îles Philippines.

Le mal de Pinto est une maladie parasitaire, chronique et contagieuse, caractérisée cliniquement par des taches de couleur variable (rosée, bleuâtre, noirâtre ou blanche), de dimensions différentes, de forme irrégulière, rarement bien circulaires qui se montrent bilatéralement de préférence sur les parties découvertes du corps. Quelquefois, leur distribution est symétrique, elles sont le siège d'un prurit plus ou moins intense et d'une desquamation plus ou moins abondante.

Les malades atteints de cette dermatose ignorent presque toujours la date de début de leur affection (quand la lésion se développe sur les parties couvertes du corps) d'autant plus qu'elle est indolore et que dans quelques formes le prurit fait défaut, c'est le hasard qui fait découvrir les taches. D'ordinaire, cette affection détermine un prurit tantôt léger, tantôt plus intense et constant. Dans ce dernier cas, les risques de contagion sont plus à craindre en raison du grattage continuel, car les écailles et les squames qui sont détachées par le frottement des ongles, sont le véhicule du parasite, agent causal du Mal de Pinto.

La tache, suivant mes observations, évolue de la façon suivante : dans la majeure partie des cas, sur le point attaqué le patient ressent un léger picotement et essayant d'en découvrir la cause, il se voit une petite plaque rouge et lisse ou très légèrement saillante (plaque d'erythème). Le picotement cesse, et le sujet oublie l'incident qui lui paraît sans importance ; mais au bout d'un certain temps, variable pour chaque individu, il se trouve surpris de voir à la place de la plaque rouge et lisse une tache blanchâtre ou complètement blanche suivant le temps écoulé entre les deux constatations. La couleur définitive de la plaque, dans cette variété du Mal de Pinto est d'un blanc mat ou nacré, sans troubles sensitifs d'aucune sorte, sauf dans les cas de formation abondante de squames où il existe un prurit plus ou moins intense suivant l'abondance des squames. Cependant, j'ai vu des cas dont l'examen microscopique était positif, ne présenter aucun picotement malgré l'existence de la desquamation sur quelques-uns des points attaqués par le parasite.

La variété du Mal de Pinto la plus fréquente dans le Yucatan est la variété *blanche avec peu de squames*, qui sont d'ordinaire localisées sur les bords des plaques ; mais il y a aussi des cas à desquamation abondante et quelquefois avec superposition des écailles (j'ai vu deux cas de cette nature), présentant quelque similitude avec le *tokelau* ou *teigne imbriquée*, que certains auteurs affirment être originaire de l'Archipel Malais.

Dans les cas de Mal de Pinto où l'on ne trouve à première

vue aucune squame, la cause doit en être attribuée à une observation trop superficielle. Les recherches répétées avec soin et patience, permettent de découvrir au moins une squame.

Les plaques blanches se développent différemment suivant les individus.

Chez les uns elles sont limitées à des régions déterminées du corps et pendant des années.

Chez d'autres, elles se multiplient avec une rapidité plus ou moins grande, et en certains cas, le malade devient presque tout blanc en peu de temps (deux ou trois ans).

Les poils et le duvet des parties atteintes perdent leur pigment et paraissent blancs, cependant pas chez tous les malades.

La santé générale est bonne sauf dans les cas de tares héréditaires.

C'est une dermatose à laquelle on n'a pu, jusqu'ici, attribuer aucune répercussion sur l'état organique général ; on note seulement chez la plupart des malades une odeur spéciale *sui generis*, caractéristique, désagréable, semblable à celle que dégagent les sujets malpropres, et elle persiste malgré des bains fréquents. Cette fétidité est plus marquée avec la sueur. *Cette odeur ne se retrouve dans aucune autre dermatose.*

Toutes les races peuvent être atteintes de cette maladie, mais les plus prédisposées sont la race noire et celles qui ont la peau cuivrée ou jaune.

Les conditions qui paraissent favoriser sa propagation sont la chaleur et l'humidité ; c'est pour cette raison qu'on la rencontre plus fréquemment aux tropiques, comme si le parasite trouvait dans l'humidité et la chaleur les meilleurs milieux de développement et de vie.

Si les symptômes physiques sont rares, en revanche, les symptômes mentaux et moraux sont très marqués, au point que la prescription du médicament interne peut prendre comme base, *l'état mental du malade*. Je fus une fois guidé dans un cas de Mal de Pinto par la manière d'être de la malade. *Irascible et violente, toujours mécontente, fâchée par la plus petite vétille.* Cet état me donnait l'indication homéopathique de *Nux vomica*, qui fut administré à la 6 *X*le, en plus du traitement externe. L'amélioration survint dans les régions où fut appliqué le traitement externe en même temps que se manifesta la modification du caractère, signification indubitable de l'action du remède sur l'état général et complétant ainsi le traitement.

Le caractère des patients atteints de Pinto se modifie parfois si profondément, que la femme peut présenter des symptômes hystériques, et l'homme de la dépression nerveuse. Cet état mental s'observe au début de l'affection, surtout si elle se localise aux parties découvertes (face, cou, mains). Avec le temps, l'angoisse, l'anxiété et l'agitation s'atténuent, mais toujours le malade poursuit l'espérance du remède qui le délivrera de cette dermatose, et principalement quand il s'agit d'une femme.

Tous ceux qui présentent des taches blanches sur la peau ne sont pas affectés du Mal de Pinto. D'autres dermatoses, comme le Vitiligo dont la manifestation principale et presque unique est la décoloration de la peau, ont beaucoup de ressemblance avec le Mal de Pinto, et on pourrait les confondre si cette étude clinique de la variété du Mal de Pinto blanc n'était complétée par la recherche microscopique de son parasite. En outre, dans la plupart des cas, pour nous aider à établir le diagnostic, cliniquement parlant, nous avons la desquamation, le prurit et l'odeur fétide qui ne se rencontrent jamais dans le Vitiligo. De même, la contagiosité du Mal de Pinto le différencie d'avec le Vitiligo qui n'est pas transmissible.

D'autres dermatoses comme le Chloasma, la Morphée, la Lèpre maculeuse peuvent se confondre avec quelques formes du Mal de Pinto.

Le Chloasma siège presque toujours à la face, est constitué par des plaques de pigment foncé à bords convexes et n'offre ni desquamation, ni prurit ni odeur. Il est plus fréquent chez la femme.

La Morphée se limite généralement au tronc et sa tache blanche est entourée d'un anneau légèrement saillant de couleur lilas très caractéristique. Elle n'arrive jamais à envahir tout le corps comme certains cas du Mal de Pinto, et ne présente ni desquamation ni prurit, du moins très exceptionnellement.

La Lèpre maculeuse est toujours précédée ou accompagnée de troubles généraux. En les recherchant, on découvrira des plaques d'anesthésie en différentes parties du corps.

Le Mal de Pinto est dû à différentes variétés *d'Aspergillus niger*, champignon du genre des Périsporacées, de l'ordre des Ascomycètes.

L'Aspergillus niger dans les diverses formes cliniques du Mal de Pinto, présente beaucoup de variétés, suivant que la plaque de Pinto est très squameuse ou peu et aussi suivant sa couleur. La forme du mycelium varie aussi, comme la manière dont apparaissent les spores, les têtes sporifères, etc.

Les figures qui illustrent cette étude sont des microphotographies originales de préparations montrant les différents aspects cliniques de la maladie suivant que les squames sont rares ou abondantes.

La technique suivie pour ces préparations est la suivante : Frotter avec un tampon de coton imbibé d'alcool le point où doit se faire le prélèvement de la squame; quand elle est prise, on la place sur une lame porte-objet nettoyée à l'alcool, on dépose une goutte d'acide acétique et l'on attend deux ou trois minutes; ensuite on triture la squame jusqu'à la réduire en bouillie; sécher à l'air, fixer à la lampe à alcool; laver à l'alcool-éther pendant cinq minutes puis dans l'eau distillée; colorer à la solution aqueuse de rouge d'aniline pendant cinq minutes; laver à l'eau distillée jusqu'à disparition de la teinte, sécher à l'air et monter sur baume du Canada. On peut aussi employer le bleu de Loeffler mais on n'obtient pas les mêmes résultats qu'avec la première coloration.

Quelques-unes des microphotographies reproduisent les préparations à la solution de potasse à 40 %. D'autres sont des préparations de gélose glucosée.

Le traitement du Mal de Pinto blanc, de la variété peu squameuse, la plus commune dans notre région, ou de la forme à squames nombreuses, doit être à la fois interne et externe.

Le traitement interne est établi suivant l'état général du malade (constitution, tempérament, etc...) et en choisissant la plus appropriée du remède homéopathique. Celui-ci sera généralement mais pas forcément un des suivants : *Capsicum annuum*, *Calc. ostr.* *Silicea*, *Psorinum*, *Graphites*, *Nux vom*, *Syphilinum*, *Antimonium crud*, *Thyroïdinum*, *Thuya*, *Pulsatilla*, etc., etc.

Le traitement externe est basé sur la règle de Hahnemann qui prescrit chaque fois que la cause est connue, *de s'efforcer de la détruire, si c'est possible.* A cette fin, et suivant la règle, j'emploie la teinture d'une variété de *Capsicum*, originaire de notre pays, en applications locales sur les plaques de Mal de Pinto, deux fois par jour, évitant leur irritation par des compresses chaudes ou l'exposition directe au soleil et j'obtiens toujours un résultat satisfaisant. Cette substance paraît d'ailleurs jouir d'un grand pouvoir parasiticide d'après les résultats cliniques.

Cette maladie que, dans le Yucatan, et les autres provinces de la République Mexicaine nous appelons Mal de Pinto est reconnue comme incurable.

Pour cette raison, je pense que la dermatose de l'Amérique du Sud qu'on nomme Caratès et qui est aussi due à *l'Aspergillus Niger* est distincte de la nôtre. On peut en avoir la preuve par ses manifestations cliniques et son aspect microscopique. De plus, les dessins publiés par le Dr Montoya y Florez, de la Colombie, et reproduits par Henri Coupin dans son « Atlas des Champignons Parasites et Pathogènes de l'Homme et des Animaux » indiquent que cette dermatose est en général analogue à la nôtre, mais, en comparant les diverses préparations avec les dessins cités, nous avons la preuve que le parasite figuré diffère dans la forme de son mycelium et ses autres parties constitutives de celui que nous rencontrons dans le Mal de Pinto de notre région.

En examinant les deux figures en même temps, on voit tout de suite que le Parasite, aussi bien dans les unes que dans les autres est l'Aspergillus Niger mais aussi on note immédiatement qu'il appartient à des variétés différentes.

Ainsi donc, l'Aspergillose, Mal de Pinto blanc ou Caratès blanc du Yucatan est une maladie différente de celle qui a été décrite jusqu'à ce jour par les auteurs. Cliniquement, sa chronicité et sa résistance au traitement la distinguent des autres variétés, car le Mal de Pinto du Yucatan et des autres contrées de la République Mexicaine ne se guérit ni ne s'améliore par le traitement au nitrate de mercure qui guérit en Colombie le Caratès blanc avec deux applications faites à quelques jours d'intervalle, suivant le Dr Barbe, dans le traité du Dr Gaucher (Maladies de la Peau, page 551).

Tous les auteurs ont reconnu jusqu'ici comme inguérissable, ou pour mieux dire, qu'on n'a pas pu guérir, le Mal de Pinto blanc ou Caratès blanc du Yucatan; mais aujourd'hui, on peut affirmer comme la clinique nous l'a démontré qu'avec le traitement homéopathique tel qu'il a été indiqué, on peut obtenir la guérison. Nous en avons une preuve par les deux photographies ci-après prises l'une avant le traitement, l'autre quelque temps après, (deux ans) et dans lesquelles on voit l'action indiscutable du traitement qui, ainsi que je l'ai constaté est toujours long pour cette maladie.

L'origine parasitaire et par conséquent contagieuse de cette dermatose étant bien avérée, on doit indiquer à tous les patients qui en sont atteints la nécessité de se soumettre aux prescriptions hygiéniques capables d'empêcher sa propagation. Nous devons tous unir nos efforts pour éviter la contagion ; quoique ce ne soit pas facile, c'est cependant possible comme je l'ai vu dans la pratique, en suivant l'histoire pathologique de nombreuses familles où se sont présentés des cas de Mal de Pinto. De plus, c'est une affection qui aigrit les esprits les plus calmes, tant par l'aspect anti-esthétique qu'il produit que pour les conséquences sociales et domestiques auxquelles il expose.

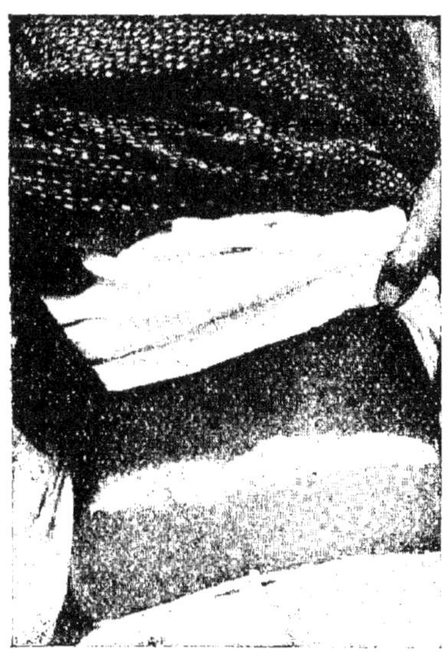

AVANT LE TRAITEMENT

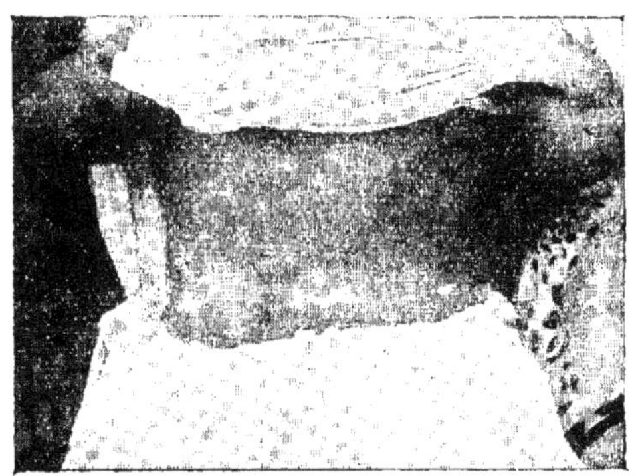

APRÈS LE TRAITEMENT

II

Psoriasis

Cette dermatose est connue depuis les époques plus éloignées. Elle a été appelée *lèpre* et Willan lui a donné le nom de Psoriasis, il a confondu aussi la variété circinée avec la *lèpre des Grecs.*

Au point de vue clinique, le psoriasis produit des squames blanches, sèches de forme et d'épaisseur variable. Il se présente de préférence sur la face d'extension des membres (avant-bras et jambes), quoique nous puissions le trouver en n'importe quelle partie du corps, excepté les membranes muqueuses. Ces squames se fixent quelquefois fortement à la peau légèrement papuleuse avec des limites très nettes. Quant on enlève les squames, la surface mise à nu se trouve rouge, luisante et saigne en gouttelettes. Il n'y a de démangeaison que exceptionnellement. Jamais elle ne suinte ni ne suppure.

Comme ce travail est plutôt micrographique, afin de donner à connaître mes études sur l'étiologie de cette maladie, je renvoie le lecteur à mon ouvrage « Traité Homéopathique des Maladies de la Peau », où il trouvera la description clinique des variétés du Psoriasis et sa thérapeutique.

Il a été émis plusieurs théories pour déterminer l'origine du psoriasis. Quelques-uns supposent qu'il est une perturbation diathésique (Gaucher); d'autres qu'il est une maladie infectieuse avec des accès périodiques; d'autres (Polotebnoff), qu'il est une névrose vaso-motrice; d'autres croient qu'il est héréditaire; d'autres (Hardaway) qu'il est dû à certaine classe d'aliments (avoine) pris en excès. Enfin, Brocq, à titre d'attente, range cette maladie dans les vections cutanées, c'est-à-dire qu'il croit qu'elle est un syndrome dû à des causes différentes. D'ailleurs, Lang, d'Inspruck crut le premier que le psoriasis était parasitaire. Il y a d'autres chercheurs, tels A. Wolff, de Strasbourg, et Destot, de Lyon, qui pensent de même. Parmi les dermatologistes, il y en a qui hésitent, et il y en a qui nient l'origine parasitaire du psoriasis. Gaucher a dit que les spores décrits par Lang sont des spores banales, et que ses parasites ne sont pas acceptés comme étant la cause de cette maladie.

Les microphotographies originales qui illustrent cette étude pourront donner, je crois, quelque lumière dans la question étiologique du psoriasis. Je suis d'avis que cette maladie est parasitaire. J'ai trouvé dans toute *squame psoriasique* de très petits corps en forme de zoospermes avec la queue plus ou moins longue, et d'autres ronds ou légèrement allongés ou en forme de petits marteaux, mélangés avec les précédents zoospermes, et fréquemment groupés en amas ou en colonies plus ou moins touffues, donnant l'aspect semblable à la culture du bacille de la lèpre. Les spores apparaissent groupées et souvent en chapelets de trois, cinq ou encore plus, de spores. Le mycelium se présente sous diverses formes, tantôt en fils longs, tantôt courts ou formant des figures carrées ou allongées, avec renflements dans la longueur. Parfois, ces fils sont très fins. Le noyau des cellules des squames psoriasiques contient aussi ces petits corps comme on voit sur les dessins que j'ai pris de mes préparations microscopiques.

Dans les diverses préparations des squames du psoriasis on trouve ces petits corps groupés en amas et quoiqu'ils existent parfois isolés, j'ai vu toujours dans ces squames, surtout vieillies, ces groupements caractéristiques coexistant avec les corps libres. Ils sont constants, et nous pourrons faire avec les préparations microscopiques, le diagnostic, avec certitude, sans voir le malade psoriasique.

J'ai vérifié que, quand on fait la préparation suivant la technique que je décrirai ci-après, avec des squames qu'on vient d'enlever de la peau, le nombre de ces petits corps est peu abondant, mais à mesure que la squame vieillit, c'est-à-dire quand il s'est écoulé beaucoup de temps depuis son enlèvement, ce nombre augmente, et nous avons, ainsi constituée, une foule touffue de ceux-là qui ressemblent aux colonies de la culture du bacille de la lèpre.

Pour contrôler l'influence du temps sur l'augmentation de ces petits corps, j'ai pris parmi plusieurs squames, quelques unes que j'avais ramassées le même jour, pour en faire une préparation. J'ai gardé le reste enveloppé, les unes dans un papier bien propre, et les autres dans une petite boîte métallique préablement stérilisée. Les très petits corps dans ces préparations avec les squames fraîches étaient peu nombreux. Après trois mois les squames préparées avec la même technique en montraient abondamment la forme caractéristique d'amas ou colonies. J'ai suivi le même procédé avec d'autres squames de psoriasis, et j'ai vérifié qu'à mesure que le temps s'écoule elles sont de plus en plus riches en petits corps comme si le *vieillissement* était un moyen de culture.

Dans les formes coalescentes, diffuses, circinées des jambes et des bras, et d'autres parties du corps, ces très petits corps sont plus abondants jusque dans les squames récemment prélevées, que dans le psoriasis palmaire, suivant mon expérience.

Ailleurs (1), j'ai dit, parlant du désaccord existant parmi les dermatologistes sur l'étiologie de cette maladie, que nous, les homéopathes, savons que *l'organisme fait toujours sa maladie suivant sa constitution et son tempérament, suivant sa nature, quelle que soit la cause occasionnelle invoquée.* Dans le psoriasis, malgré le fait d'être parasitaire, comme je l'ai soutenu, *le parasite est indiscutablement subordonné à l'état organique du sujet.* Si celui-ci a des antécédents héréditaires de tuberculose, lèpre, syphilis, scrofulose, ou simplement épuisement nerveux, il peut devenir psoriasique, c'est-à-dire que le parasite trouvera le terrain approprié pour son développement.

La preuve que l'organisme joue le rôle principal dans la production de toute maladie, nous l'avons dans la *guérison* du psoriasis avec nos remèdes homéopathiques sans l'emploi des agents externes, la plupart du temps ; et dans la *non-guérison* du sujet psoriasique, quoiqu'on fasse disparaître les squames (qui ne constituent pas toute la maladie) avec des applications externes d'acide salicylique ou de chrysarobine.

---

(1) Tratamiento Homeopatico de los Enfermedades de la Piel. Article Psoriasis.

De toute l'exposition précédente découle la définition du psoriasis : *Une dermatose chronique, parasitaire, conditionnelle* (suivant la nature du sujet) *peu ou non pruriteuse, parfois inoculable* (le cas de Destot) *caractérisée par des squames sèches, blanches, de forme et d'épaisseur variable, adhérentes à une base pulpeuse, bien limitée, lesquelles en se détachant laissent une surface rouge, luisante, avec de petits points hémorragiques.*

La technique que j'ai suivie dans la préparation des squames est la suivante : Broyer sur une lame bien propre les squames mouillées d'acide acétique, jusqu'à les réduire en bouillie, sécher à l'air, fixer à la lampe à alcool, laver à l'alcool, à l'eau, sécher à l'air et colorer avec la solution de Sahli (10 ou 15 minutes). Laver à l'eau jusqu'à ce que celle-ci n'entraîne plus de grains colorés, puis à l'alcool absolu, au xylol, et relaver à l'alcool. Sécher et monter sur baume du Canada.

PLANCHES

Mal de Pinto

EXPLICATION DE LA PLANCHE I

1°. — *Squame épidermique de Mal de Pinto blanc traitée par la potasse caustique à 40 %.*

2°. — *En M se voit la disposition caractéristique du mycelium.*

3°. — *La variété de Mal de Pinto blanc d'où provient la squame est la variété la plus prurigineuse avec desquamation plutôt abondante.*

4°. — *La potasse caustique déforme rapidement les différentes parties du parasite.*

L'observation doit être faite rapidement — (Oculaire 4 et Objectif 5 de Stiassnie).

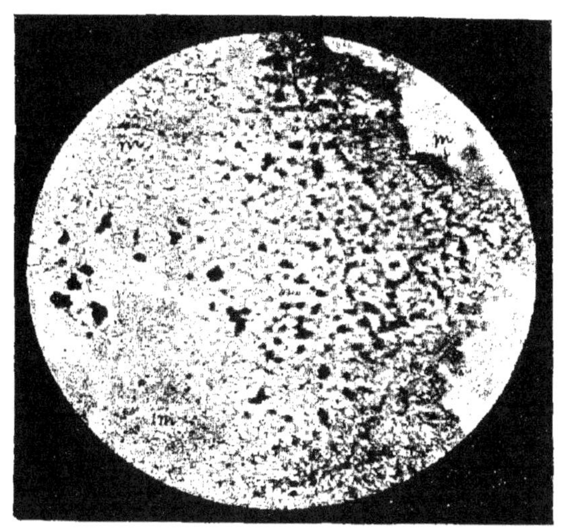

PLANCHE I

EXPLICATION DE LA PLANCHE II

1°. — *Squame épidermique de Mal de Pinto blanc.*

2°. — *Deux groupes de myceliums libres mais présentant des entrecroisements qui forment des angles et des triangles d'aspect variable.*

3°. — *La variété de Mal de Pinto d'où provient cette squame est celle que nous avons décrite avec desquamation peu abondante.*

4°. — *Les myceliums libres n'offrent pas toujours la même disposition que dans la présente planche.*

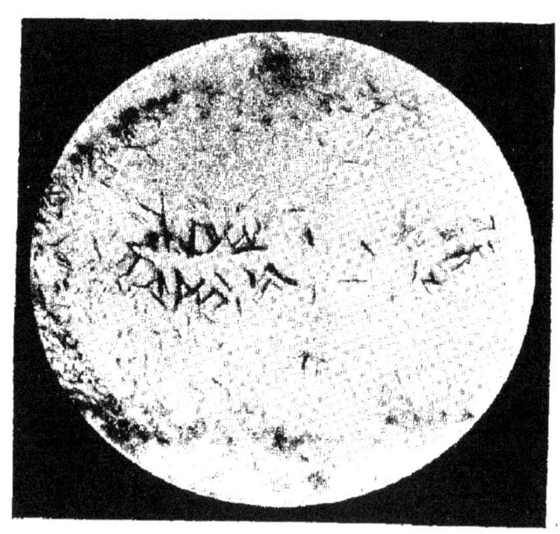

PLANCHE II

EXPLICATION DE LA PLANCHE III

1°. — *Squame épidermique de Mal de Pinto blanc.*

2°. — *Où l'on voit nettement la disposition des myceliums libres. Beaucoup apparaissent avec des ramifications.*

3°. — *Nombreuses conidies ou spores.*

4°. — *La variété de Mal de Pinto d'où provient cette squame n'est pas la variété complétement blanche mais blanc-grisatre donnant l'impression d'être comme sale par places.*

La tache est formée de squames superposées, imbriquées, la région atteinte est le siège d'une sensation de chaleur, de sécheresse et d'une légère douleur tiraillante avec prurit notable.

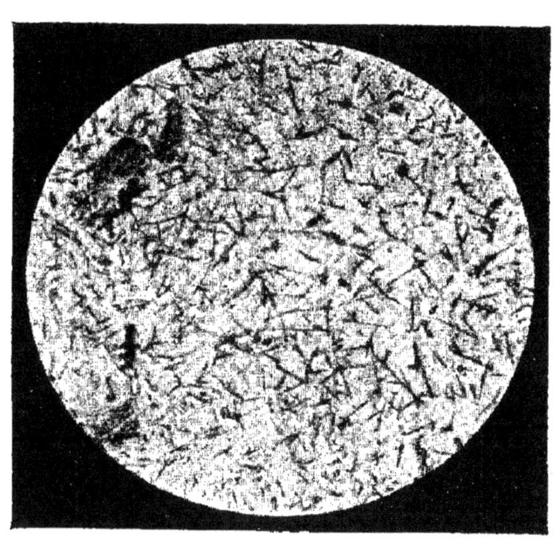

PLANCHE III

EXPLICATION DE LA PLANCHE IV

1°. — *Squame épidermique de Mal de Pinto blanc.*

2°. — *m) Myceliums libres et à ramifications.*

3°. — *c) Conidies.*

4°. — *e) Stérigmates à l'extrémité desquels on voit de nombreuses conidies.*

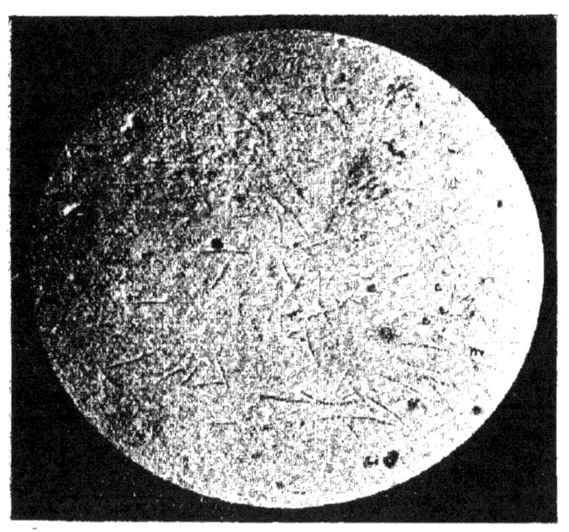

PLANCHE IV

EXPLICATION DE LA PLANCHE V

1°. — *Squame épidermique de Mal de Pinto blanc.*

2°. — *Sur cette figure on peut voir un faisceau de myceliums en forme de goupillon (Aspergillus).*

Cette forme se rencontre dans la variété de Mal de Pinto blanc avec formation de nombreuses squames superposées (main droite).

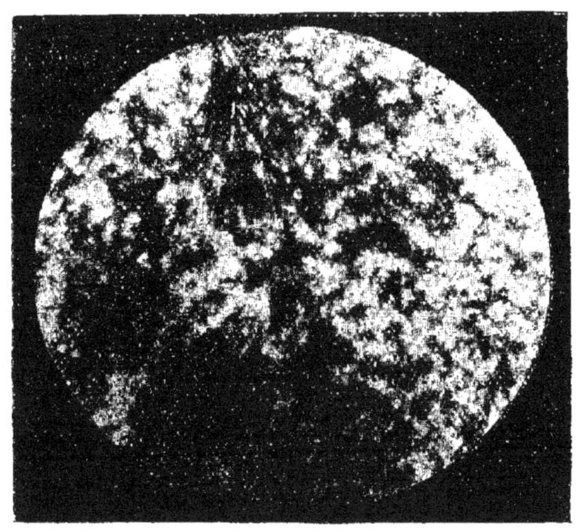

PLANCHE V

EXPLICATION DE LA PLANCHE VI

1°. — *Squame épidermique de Mal de Pinto blanc.*

2°. — *Autre aspect de la préparation précédente. On y voit des faiceaux variés de myceliums entrecroisés et quelques-uus sont terminés en forme de pinceau ou de goupillon.*

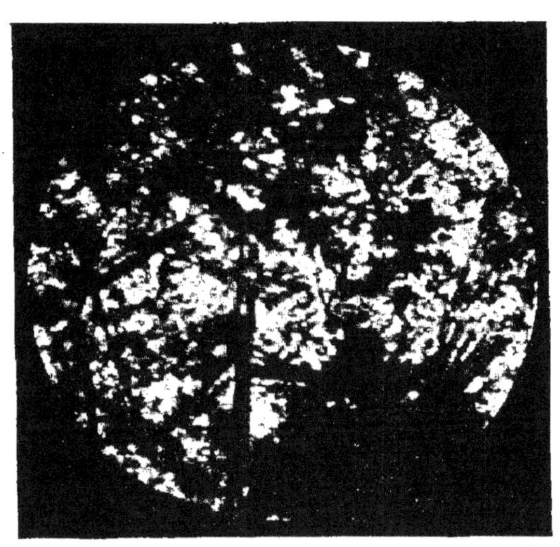

PLANCHE VI

EXPLICATION DE LA PLANCHE VII

1°. — *Squame épidermique.*

2°. — *Mycelium remarquable par sa netteté et sa disposition. Il a pris la forme d'un éventail, qui se rencontre rarement, du moins d'une manière aussi nette.*

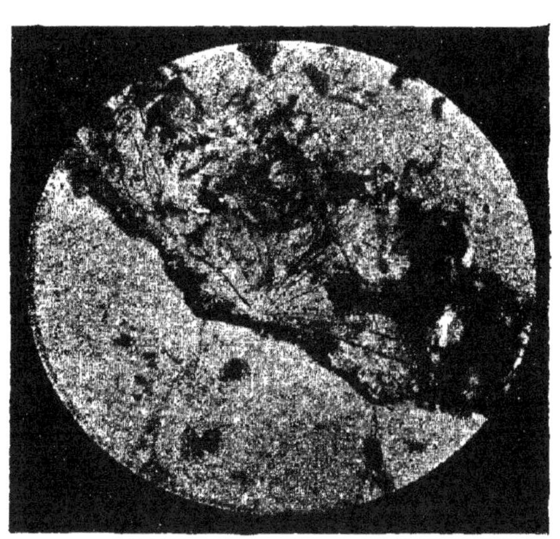

PLANCHE VII

EXPLICATION DE LA PLANCHE VIII

1°. — *Squame épidermique provenant d'un cas de Mal de Pinto blanc dont le prurit et la desquamation étaient modérés.*

Squame prélevée à la région antéro-interne de la jambe gauche chez un homme de 25 ans.

2°. — *On voit la forme caractéristique du mycelium qui est assez développé.*

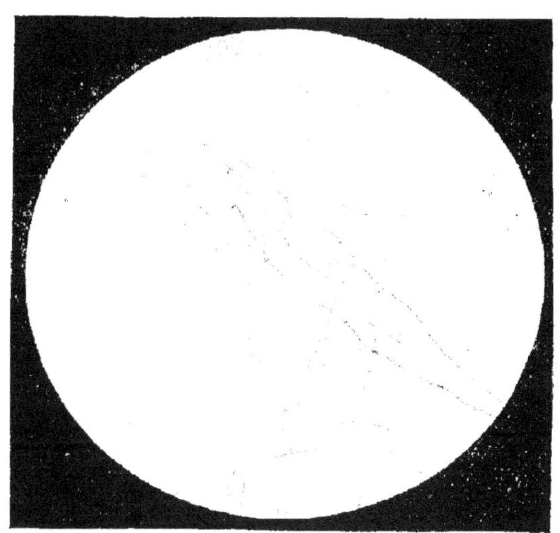

PLANCHE VIII

EXPLICATION DE LA PLANCHE IX

1°. — *Squame épidermique de Mal de Pinto blanc, prise sur le même sujet que celle de la planche précédente.*

2°. — *m) Mycelium bien développé affectant la forme d'un Q et émettant des rameaux latéraux en différents points de son trajet.*

3°. — *e) Stérigmates à l'extrémité de quelques-uns des rameaux de mycelium.*

Ces stérigmates ont fréquemment un aspect piriforme.

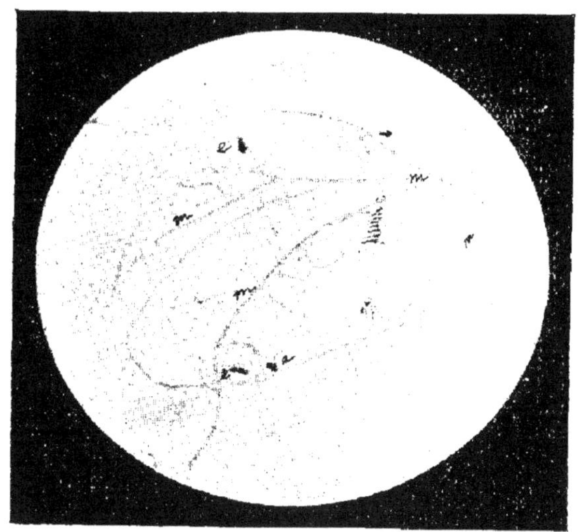

PLANCHE IX

EXPLICATION DE LA PLANCHE X

1°. — *Squame épidermique de Mal de Pinto blanc prélevée sur le même malade que celles des planches précédentes.*

2°. — *m) Mycelium affectant une forme peu commune, replié plusieurs fois sur lui-même et émettant quelques rameaux latéraux moins apparents.*

3°. — *e) Spores qui paraissent naître par segmentation globulaire du mycelium.*

4°. — *Quoique le mycelium des planches VIII, IX et X révèle des formes différentes, toutes démontrent en même temps et clairement que leur origine est commune : l'*Aspergillus niger.

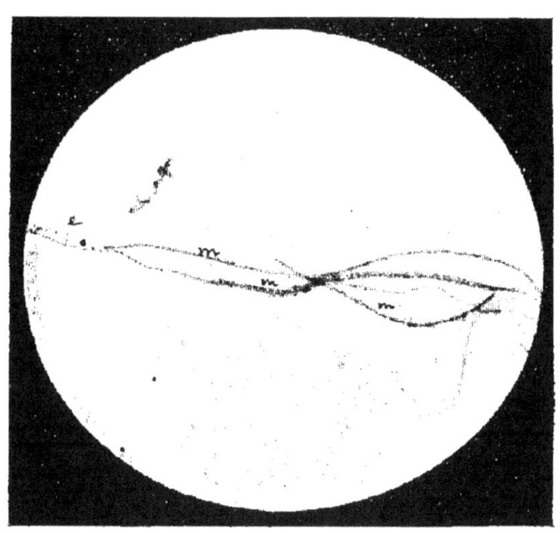

PLANCHE X

EXPLICATION DE LA PLANCHE XI

1°. — *Squame épidermique de Mal de Pinto blanc, provenant d'un cas présentant très peu de desquamation.*

2°. — *Disposition du mycelium et fructification du parasite.*

3°. — *La préparation colorée au rouge d'aniline a été photographiée avec un filtre vert et sur plaque panchromatique.*

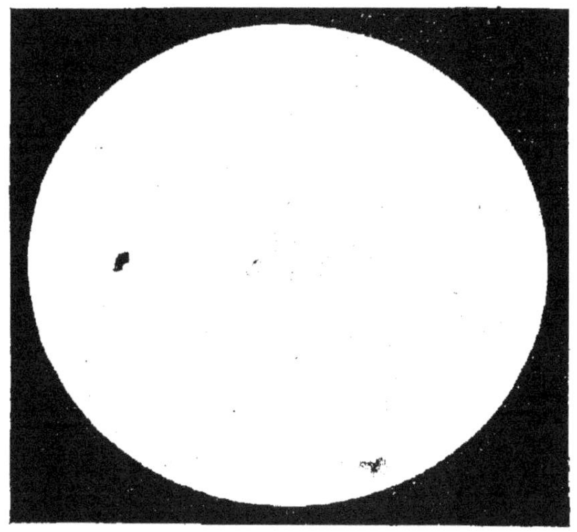

PLANCHE XI

EXPLICATION DE LA PLANCHE XII

1°. — *Squame épidermique de Mal de Pinto blanc sur laquelle se présente une plaque grise de squames superposées .*

2°. — *f. m.) Filaments nombreux et entrecroisés.*

3°. — *c. e. a.) Têtes sporifères rudimentaires.*

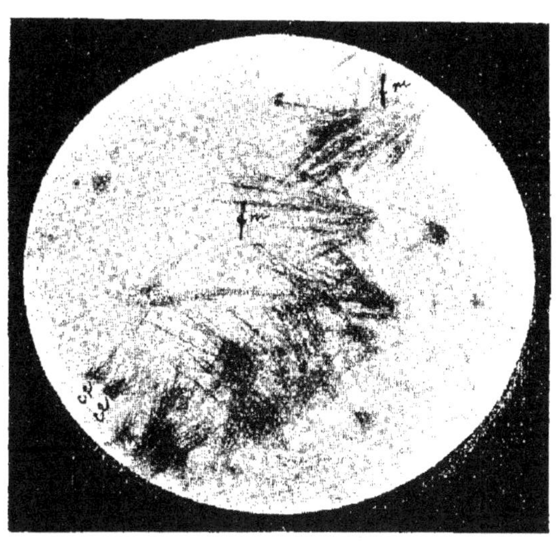

PLANCHE XII

EXPLICATION DE LA PLANCHE XIII

1°. — *Squame épidermique de Mal de Pinto blanc, provenant d'une plaque grise de squames superposées.*

2°. — *c. e,) Tête sporifère en forme d'éventail avec nombreuses conidies (c) en voie d'expulsion.*

3°. — *e) Tête sporifère, incomplètement développée.*

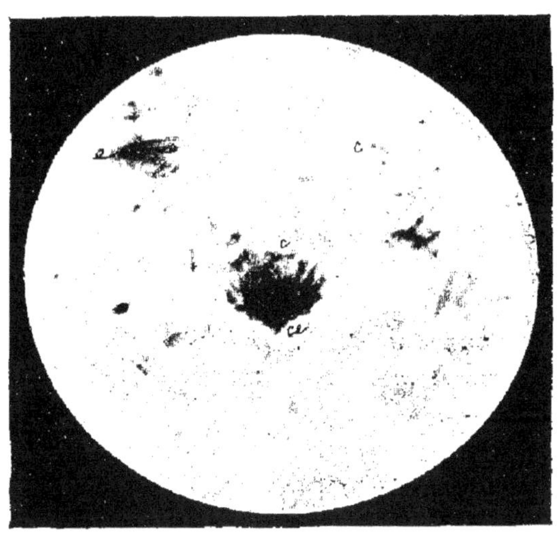

PLANCHE XIII

EXPLICATION DE LA PLANCHE XIV

1o. — *Squame épidermique provenant d'un cas de Mal de Pinto blanc avec squames abondantes et superposées.*

2o. — *Deux faisceaux de filaments curieusement réunis avec des nombreuses spores visibles dans leurs intervalles.*

3o. — *A la limite inférieure de la figure apparaissent quelques filaments isolés.*

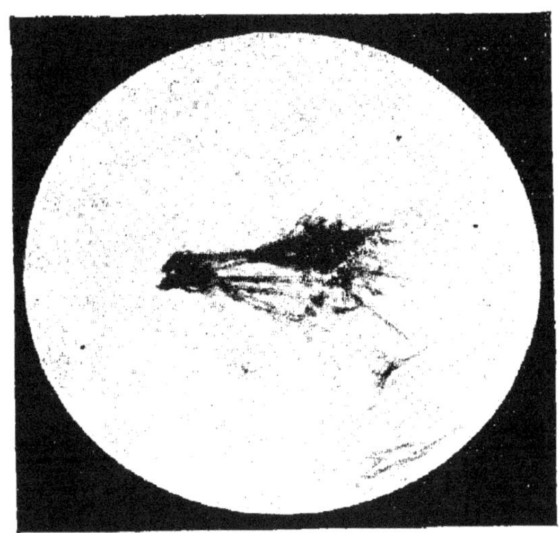

PLANCHE XIV

EXPLICATION DE LA PLANCHE XIV BIS

1°. — *Cette microphotographie a la même origine que les deux précédentes mais a été prise avec un filtre rouge (Marque Wratten).*

2°. — *A noter dans la partie où convergent les filaments une esquisse de tête sporifère avec quelques conidies en développement.*

3°. — *Avec le filtre rouge toutes les parties de même coloration s'annulent et le squelette ou la charpente de la préparation apparaît mieux, donnant en même temps une idée de ce qui existe dans son épaisseur.*

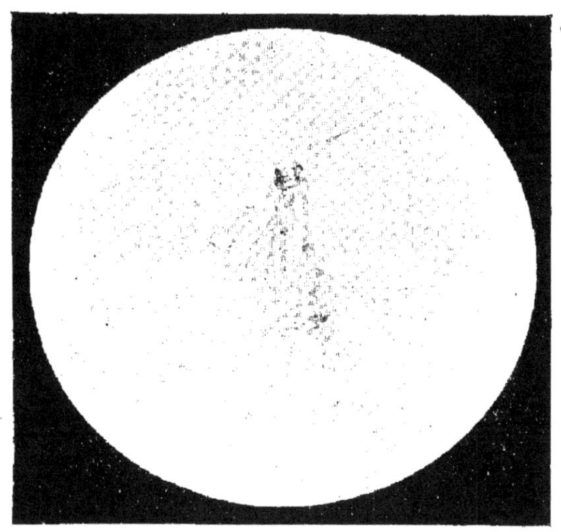

PLANCHE XIV BIS

EXPLICATION DE LA PLANCHE XV

1°. — *Squame épidermique de Mal de Pinto blanc.*

2°. — *c. e.) Têtes sporifères variées, dont les filaments ou cheveux de quelques-unes s'entrecroisent.*

3°. — *c,) Conidies en groupes.*

4°. — *c) Une spore isolée.*

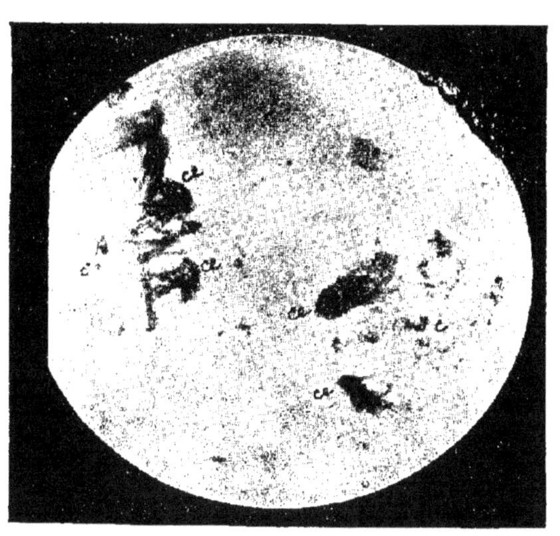

PLANCHE XV

EXPLICATION DE LA PLANCHE XVI

1°. — *Squame épidermique de Mal de Pinto blanc.*

2°. — *c. e.) Têtes sporifères.*

3°. — *e) Spores.*

4°. — *m) Filaments.*

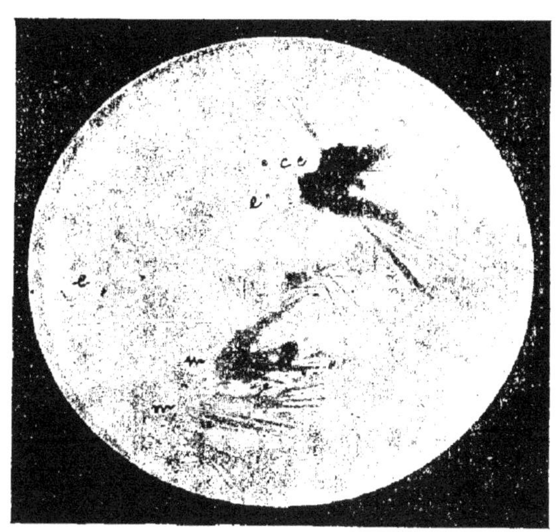

PLANCHE XVI

EXPLICATION DE LA PLANCHE XVII

1°. — *Squame épidermique de Mal de Pinto blanc.*

2°. — *a) Ascopores.*

3°. — *e) Spores isolées et en groupes.*

4°. — *f) Filaments libres et en faisceaux ayant l'apparence de petits pinceaux ou de petites brosses.*

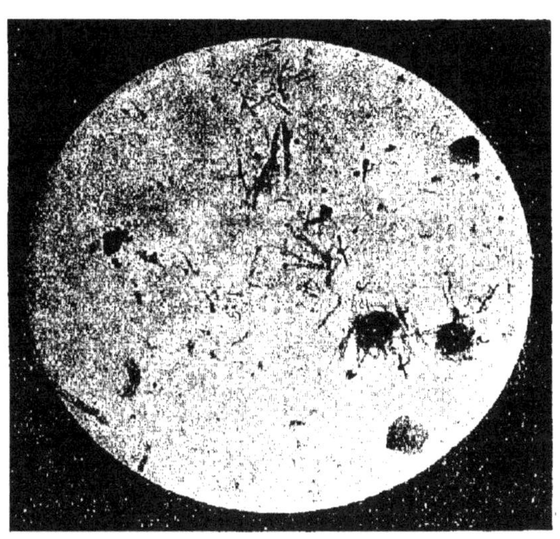

PLANCHE XVII

EXPLICATION DE LA PLANCHE XVIII

1°. — *Squame épidermique de Mal de Pinto blanc.*

2°. — *c e) Têtes sporifères volumineuses avec de nombreuses conidies entre leurs filaments.*

3°. — *e) Spores.*

4°. — *Configuration très démonstrative de ces diverses têtes sporifères dont la grosseur indique la plus ou moins grande abondance des conidies qui y sont contenues, ainsi que le montre la planche suivante.*

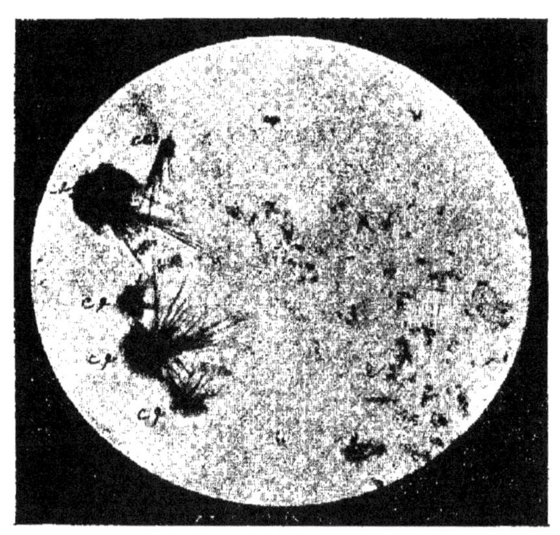

PLANCHE XVIII

EXPLICATION DE LA PLANCHE XVIII BIS

1°. — *Cette planche reproduit les mêmes têtes sporifères que la précédente mais on a employé un écran rouge A, afin de faire apparaître de manière claire et évidente les spores contenues dans ces têtes.*

2°. — *En effet, dans la tête la plus développée apparaissent six spores parfaitement visibles, grâce à ce que l'écran, annulant les couleurs de même teinte, fait ressortir pour ainsi dire, le squelette ou l'armature de la préparation et par conséquent rend plus visible tout ce qui peut exister dans son épaisseur.*

3°. — *Ce petit détail éclaircit encore plus les notions que nous avions de cette partie importante du parasite.*

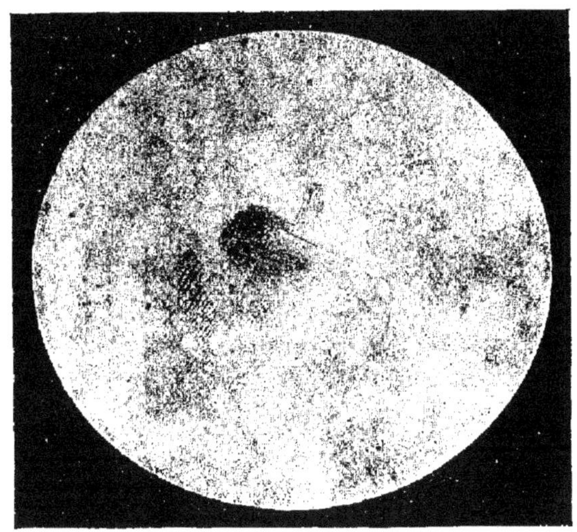

PLANCHE XVIII BIS

EXPLICATION DE LA PLANCHE XIX

1°. — *Squame épidermique d'un cas de Mal de Pinto blanc grisatre présentant très peu de squames.*

2°. — *p) Peritèque encapsulée.*

3°. — *e) Spores.*

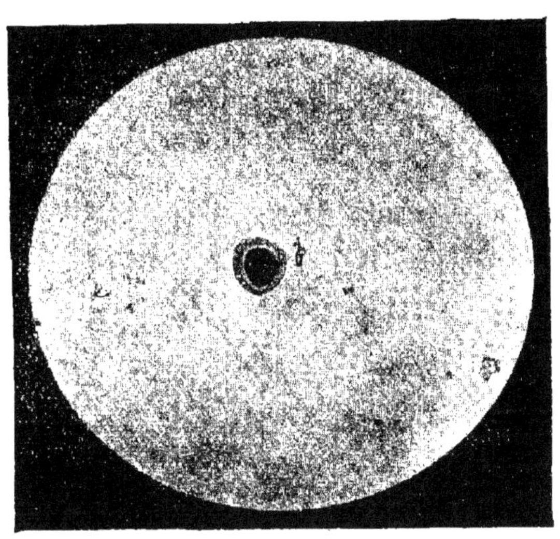

PLANCHE XIX

EXPLICATION DE LA PLANCHE XX

1°. — *Squame épidermique de Mal de Pinto blanc.*

2°. — *a) Asque en pleine maturité et éliminant les spores.*

3°. — *e) Spores.*

4°. — *Préparation colorée au bleu de Loeffler.*

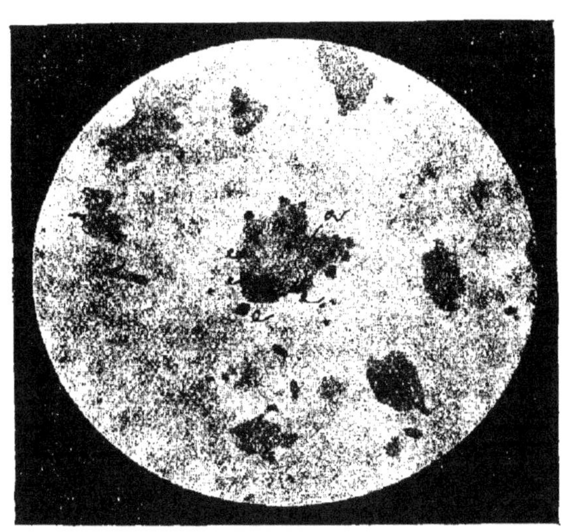

PLANCHE XX

EXPLICATION DE LA PLANCHE XXI

1°. — *Squame épidermique de Mal de Pinto blanc, prélevée sur un malade dont les lésions très étendues dataient de 6 à 8 ans, la desquamation était si légère que la peau donnait l'impression d'être lisse. Cependant, après une recherche très attentive, il fut possible de trouver quelques squames sur le bord d'une tache située sur le coude gauche.*

2°. — *La figure présente deux groupes de spores adultes parfaitement nettes. Elles apparaissent toujours sous la forme de très petits disques circulaires ou légèrement allongés dont le contour noir fait à la partie de petites saillies semblables aux dents d'un pignon d'engrenage. La partie centrale de ces spores est d'un jaune rouge (rouge d'aniline).*

3°. — *Microphotographie obtenue avec une plaque panchromatique et un filtre rouge.*

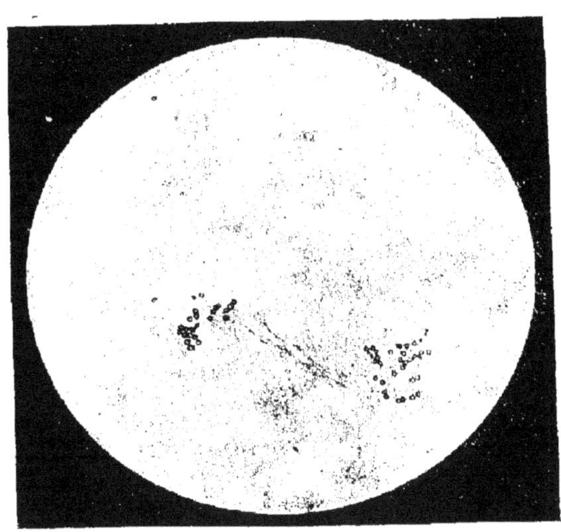

PLANCHE XXI

EXPLICATION DE LA PLANCHE XXII

1°. — *Autre aspect de la même préparation, où l'on voit de nombreuses spores disséminées. Toutes ces spores apparaissent très bien dessinées.*

2°. — *Cette microphotographie fut ainsi obtenue sur plaque panchromatique et avec écran rouge.*

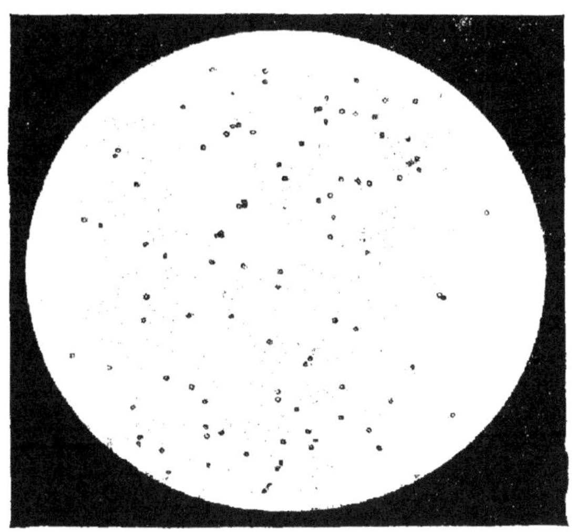

PLANCHE XXII

EXPLICATION DE LA PLANCHE XXIII

1°. — *Squame épidermique de Mal de Pinto blanc, provenant d'un cas avec desquamation abondante.*

2°. — *Deux groupes de spores; dans l'un, on les voit se terminer en pointe, dans l'autre, on distingue parfaitement dix-huit spores disséminées dans une petite zône.*

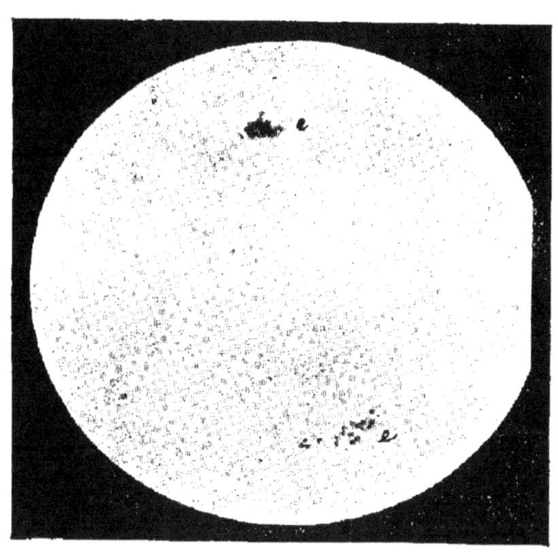

PLANCHE XXIII

EXPLICATION DE LA PLANCHE XXIV

1°. — *Squame épidermique de Mal de Pinto blanc provenant de plaques blanc-grisatre couvertes de squames grises superposées.*

2°. — *e) Deux groupes de 9 et de 14 spores en pleine maturité.*

3°. — *e) Spores isolées.*

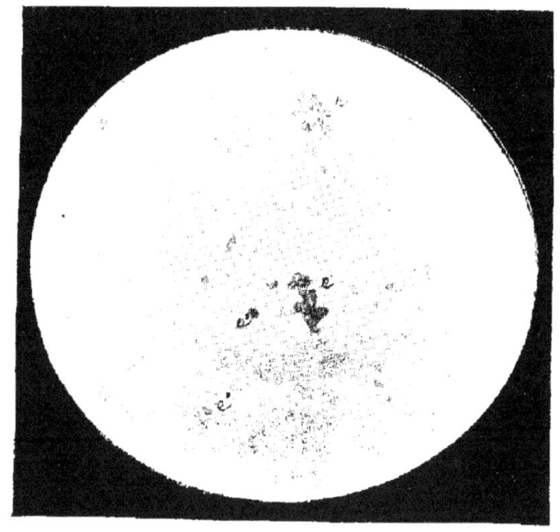

PLANCHE XXIV

EXPLICATION DE LA PLANCHE XXV

1º. — *Squame épidermique de Mal de Pinto blanc.*

2º. — *e) Spores en groupes et isolées.*

3º. — *s) Stérigmate libre.*

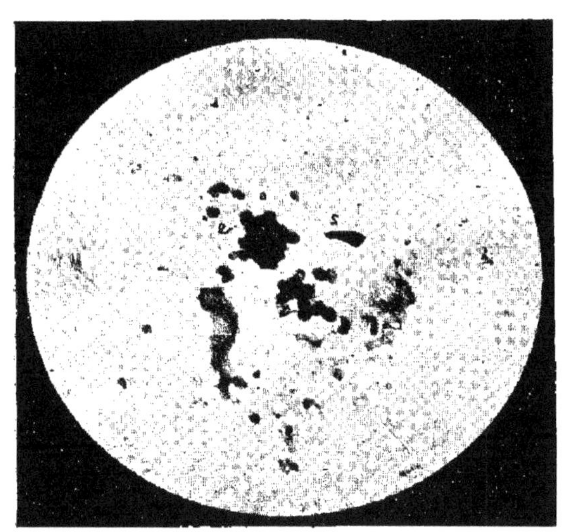

PLANCHE XXV

EXPLICATION DE LA PLANCHE XXVI

1°. — *Culture de 22 jours sur gélose glucosée, d'une squame épidermique d'un cas de Mal de Pinto blanc qui présentait une plaque avec squames grises et superposées.*

2°. — *Cette microphotographie reproduit l'aspect du liquide de culture étalé sur une lame et recouvert d'une lamelle.*

3°. — *On peut y voir les fruits du parasite.*

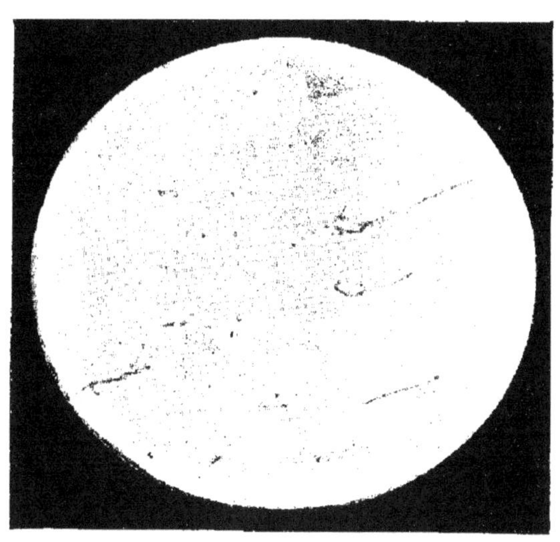

PLANCHE XXVI

EXPLICATION DE LA PLANCHE XXVII

1°. — *Culture de 22 jours sur gélose glucosée d'une squame épidermique de Mal de Pinto blanc.*

2°. — *On y voit très nettement les péritèques et les cellules mères à différentes périodes de leur développement, depuis la cellule avec son enveloppe intacte qui va évoluer peu à peu vers la rupture de cette enveloppe, jusqu'aux groupes de conidies ou de spores libérées qui y étaient contenues.*

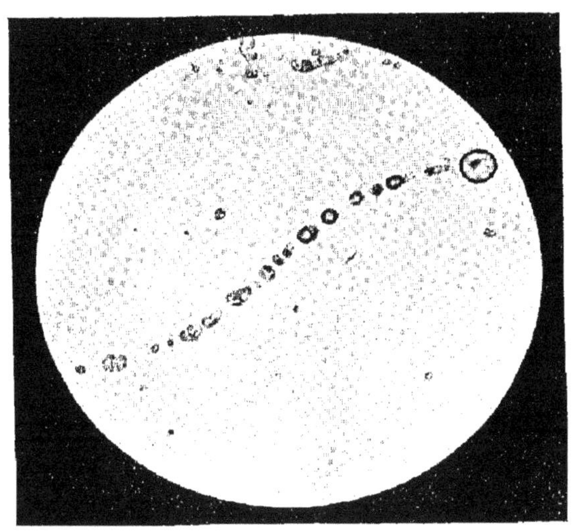

PLANCHE XXVII

Psoriasis

EXPLICATION DE LA PLANCHE I

1°. — *Squame épidermique de Psoriasis.*

2°. — *m) Filaments qui forment des figures quadrilatères de différentes dimensions.*

3°. — *i) Renflements aux angles que forment les filaments et aussi à l'extrémité de quelques-uns (i o).*

4°. — *Préparation obtenue avec le rouge d'aniline.*

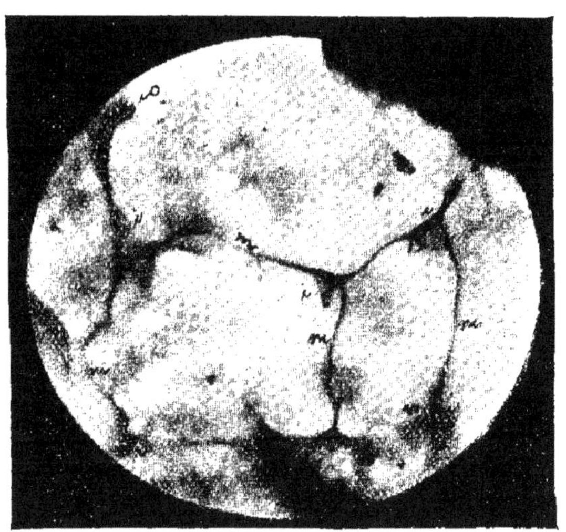

PLANCHE I

EXPLICATION DE LA PLANCHE II

1° *Autre aspect de la préparation précédente, On peut voir un renflement (i e) sur le trajet du filament.*

2°. — *La coloration au rouge d'aniline ne donne pas les détails obtenus avec les préparations colorées à la solution de Sahli.*

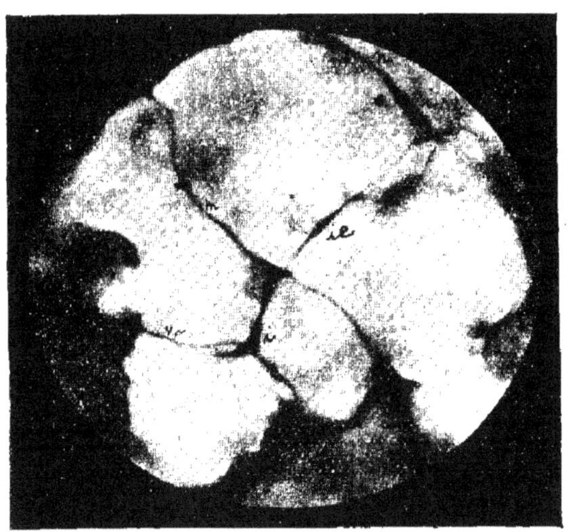

PLANCHE II

EXPLICATION DE LA PLANCHE III

1°. — *Squame épidermique de Psoriasis.*

2°. — *m) Filament, ou mycelium très développé.*

3°. *i) Renflements du filament.*

4°. — *Préparation colorée au rouge d'aniline.*

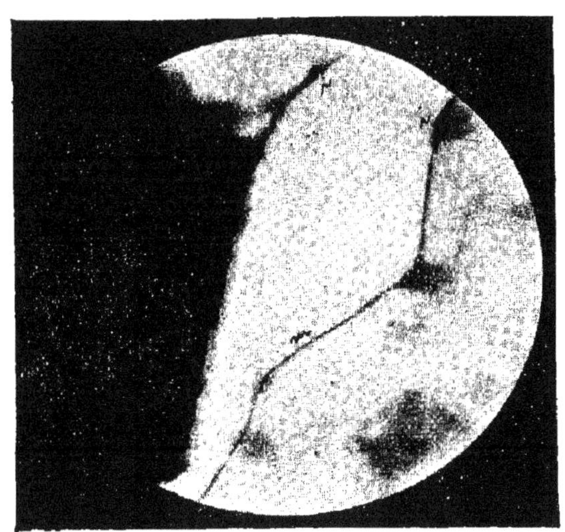

PLANCHE III

EXPLICATION DE LA PLANCHE IV

1°. — *Squame épidermique.*

2°. — *m) Mycelium.*

3°. — *e) Cellules.*

4°. — *p) Petits corps, qui à notre avis, sont* caractéristiques *dans les squames psoriasiques.*

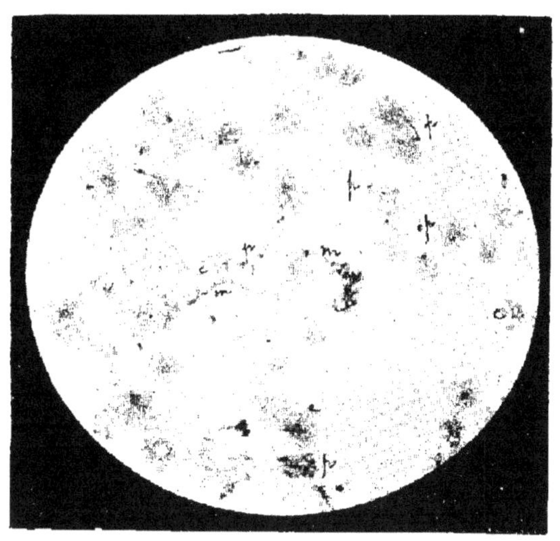

PLANCHE IV

EXPLICATION DE LA PLANCHE V

1°. — *Squame épidermique.*

2°. — *m) Filament ou mycelium avec petits renflements.*

3°. — *c) Cellules.*

4°. — *p) Petits corps caractéristiques qu'on rencontre seulement dans les squames psoriasiques.*

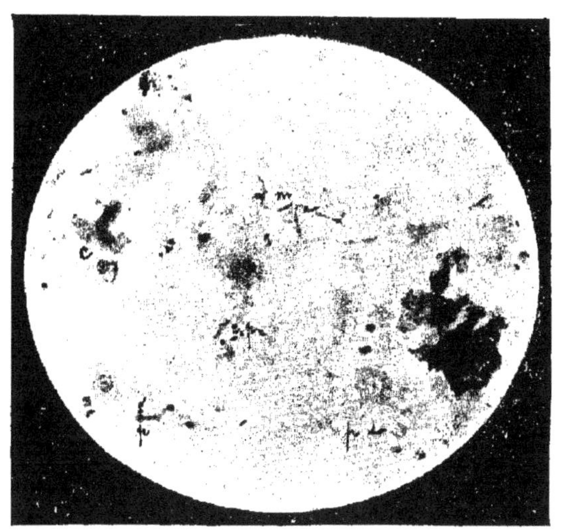

PLANCHE V

EXPLICATION DE LA PLANCHE VI

1°. — *Squame épidermique.*

2°. — *p) Mycelium en voie de développement.*

3°. — *Cette planche est très démonstrative et très claire car on y voit le mycelium replié sur lui-même, et présentant de petites nodosités ou renflements sur son trajet ainsi que nous l'avons vu du mycelium des préparations antérieures.*

Ceci constitue une phase dans le développement du mycelium parasite de cette dermatose.

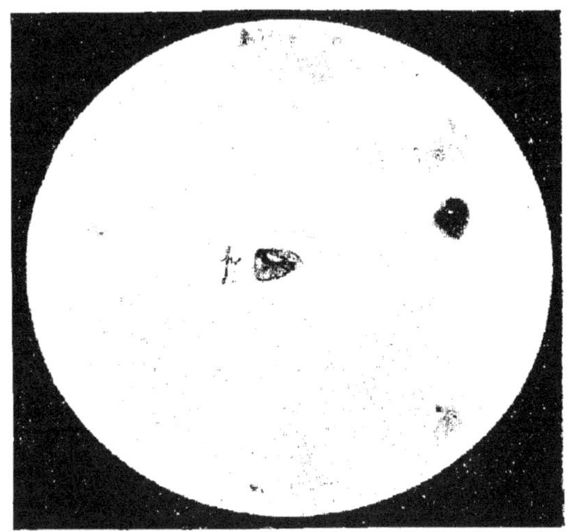

PLANCHE VI

EXPLICATION DE LA PLANCHE VII

1°. — *Squames épidermiques (Dessins originaux de différentes préparations).*

2°. — *a, b, c, d) Noyaux de diverses cellules contenant des corpuscules, isolés ou unis entre eux.*

Ces corpuscules sont caractéristiques des squames psoriasiques.

3°. — *e, f, g) Spores du parasite, qui se présentent toujours en groupe ou forment leur dessin d'un rosaire.*

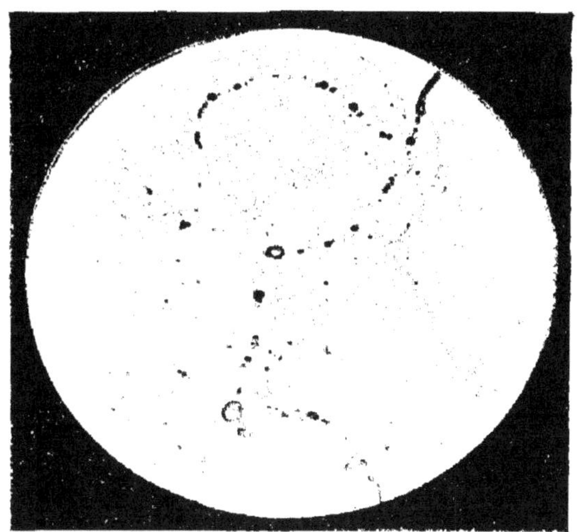

PLANCHE VII

EXPLICATION DE LA PLANCHE VIII

1°. — *Squame épidermique.*

2°. — *e) Sept spores en rosaire.*

3°. — *c) Cellule.*

4°. — *p) Corpuscules caractéristiques.*

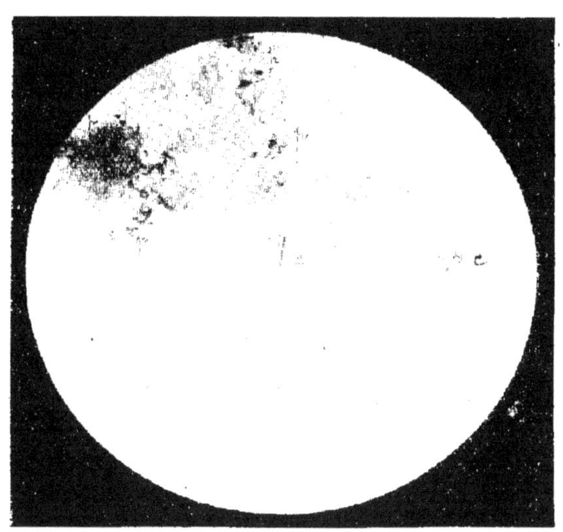

PLANCHE VIII

EXPLICATION DE LA PLANCHE IX

1°. — *Squame épidermique.*

2°. — *Trois groupes de spores en forme de rosaire.*

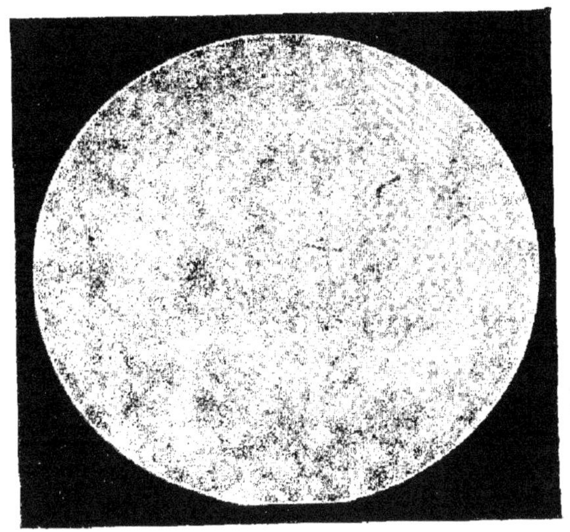

PLANCHE IX

EXPLICATION DE LA PLANCHE X

1°. — *Squame épidermique.*

2°. — *Asque contenant de nombreuses spores (quinze).*

3°. — *c) Cellules.*

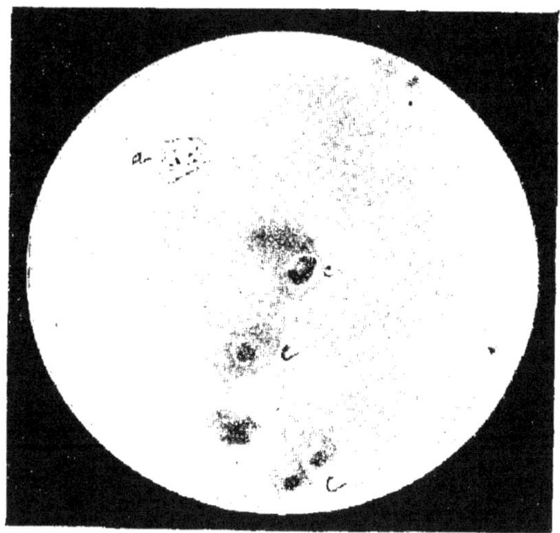

PLANCHE X

EXPLICATION DE LA PLANCHE XI

1°. — *Squame épidermique.*

2°. — *p) Divers aspects des corpuscules qui se rencontrent souvent dans leur préparation de squame psoriasique faite suivant la méthode indiquée.*

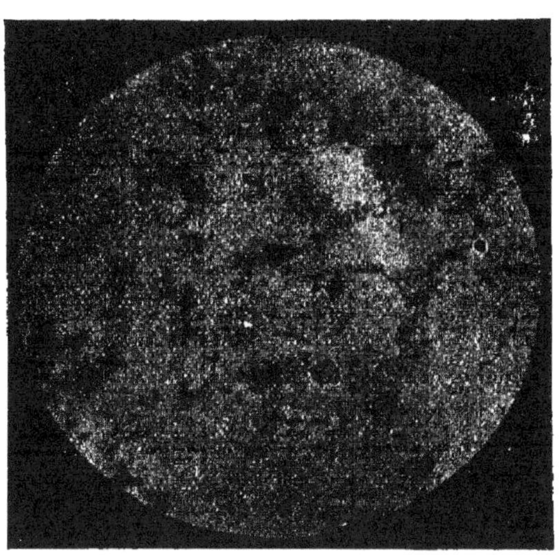

PLANCHE XI

EXPLICATION DE LA PLANCHE XII

1°. — *Squame épidermique.*

2°. — c) *Cellules.*

3°. — *Corpuscules caractéristiques de formes variées.*

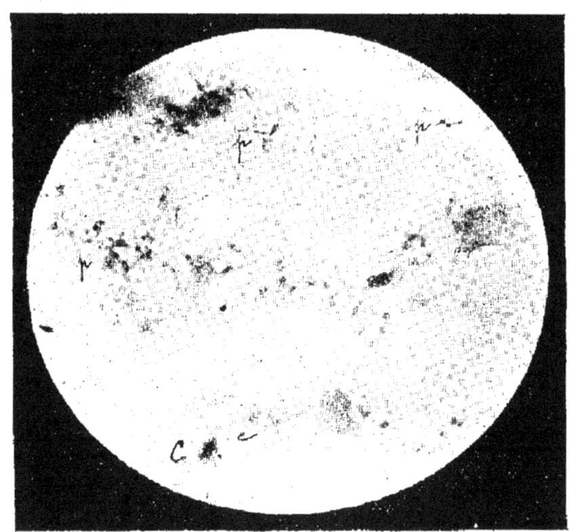

PLANCHE XII

EXPLICATION DE LA PLANCHE XIII

1°. — *Squame épidermique.*

2°. — *c) Cellules.*

3°. — *p) Corpuscules caractéristiques.*

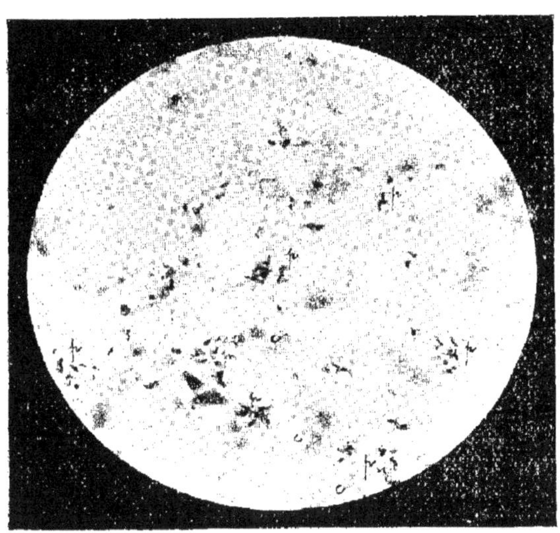

PLANCHE XIII

EXPLICATION DE LA PLANCHE XIV

1°. — *Squame épidermique.*

2°. — *c) Cellules.*

3°. — *p) Les mêmes corpuscules qui paraissent caractéristiques des squames psoriasiques.*

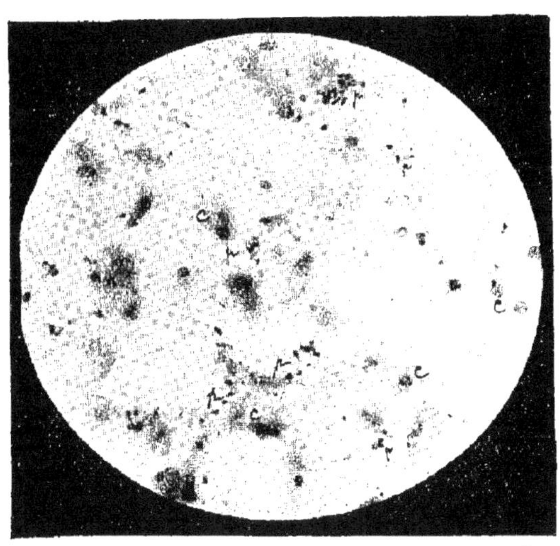

PLANCHE XIV

EXPLICATION DE LA PLANCHE XV

1°. — *Squame épidermique.*

2°. — *c) Cellules.*

3°. — *m, p) Amas de corpuscules qui caractérisent la squame psoriasique.*

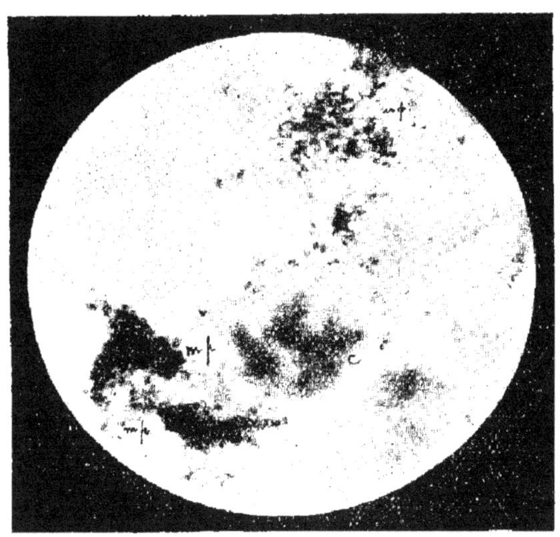

PLANCHE XV

EXPLICATION DE LA PLANCHE XVI

1°. — *Squame épidermique.*

2°. — *Un amas de corpuscules psoriasiques.*

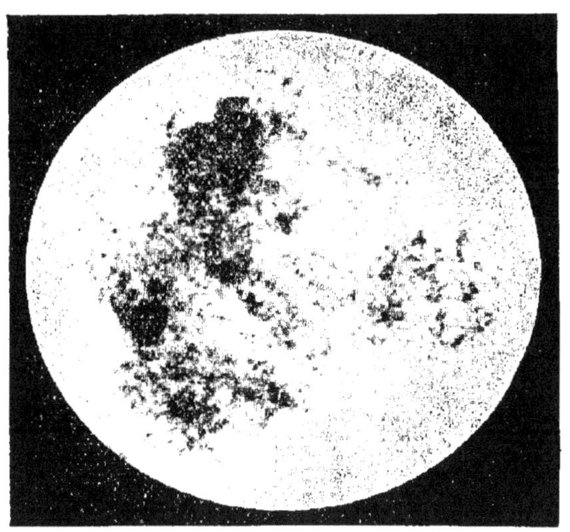

PLANCHE XVI

EXPLICATION DE LA PLANCHE XVII

1°. — *Squame épidermique.*

2°. — *Un amas des petits corps qui se rencontrent spécialement dans les squames de psoriasis.*

3°. — *Microphotographie faite avec un filtre bleu et une plaque panchromatique.*

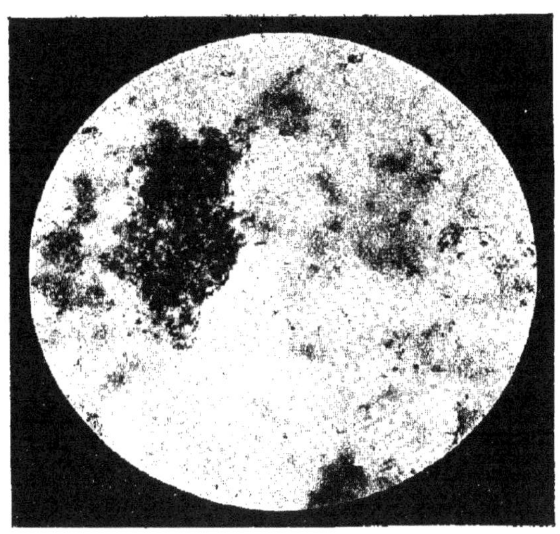

PLANCHE XVII

EXPLICATION DE LA PLANCHE XVIII

1°. — *Squame épidermique.*

2°. — *Un petit groupe de corpuscules et beaucoup d'autres corpuscules isolés.*

3°. — *Microphotographie faite avec filtre bleu et plaque panchromatique.*

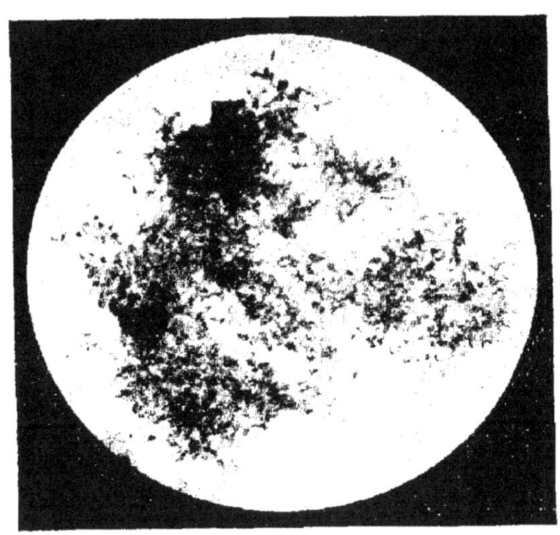

PLANCHE XVIII

EXPLICATION DE LA PLANCHE XIX

1°. — *Squame épidermique.*

2°. — *Groupes agrandis de corpuscules particulièrement bien visibles.*

3°. — *Microphotographie faite avec un filtre bleu et sur plaque panchromatique.*

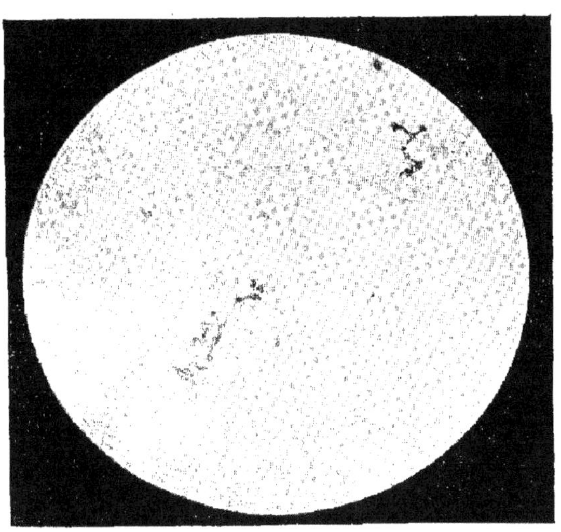

PLANCHE XIX

EXPLICATION DE LA PLANCHE XX

1°. — *Squame épidermique.*

2°. — *Corpuscules caractéristiques de la squame de psoriasis et qui se détachent très nettement ainsi que des cellules de formes variées.*

3°. — *Microphotographie faite avec filtre bleu sur laque panchromatique.*

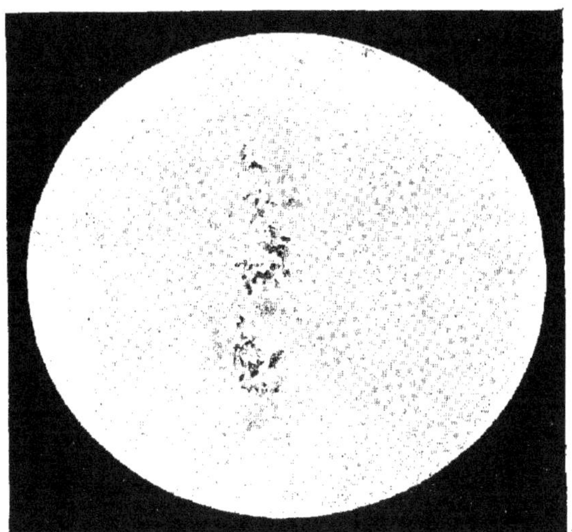

PLANCHE XX

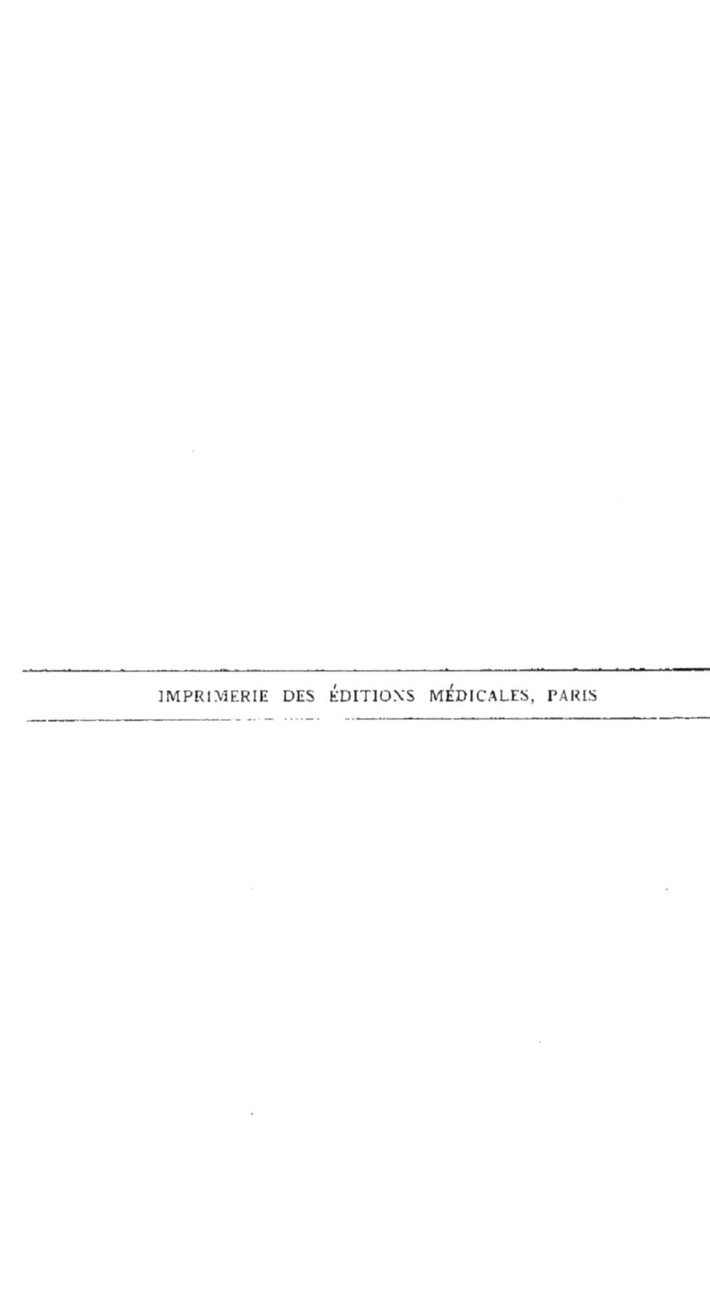

IMPRIMERIE DES ÉDITIONS MÉDICALES, PARIS

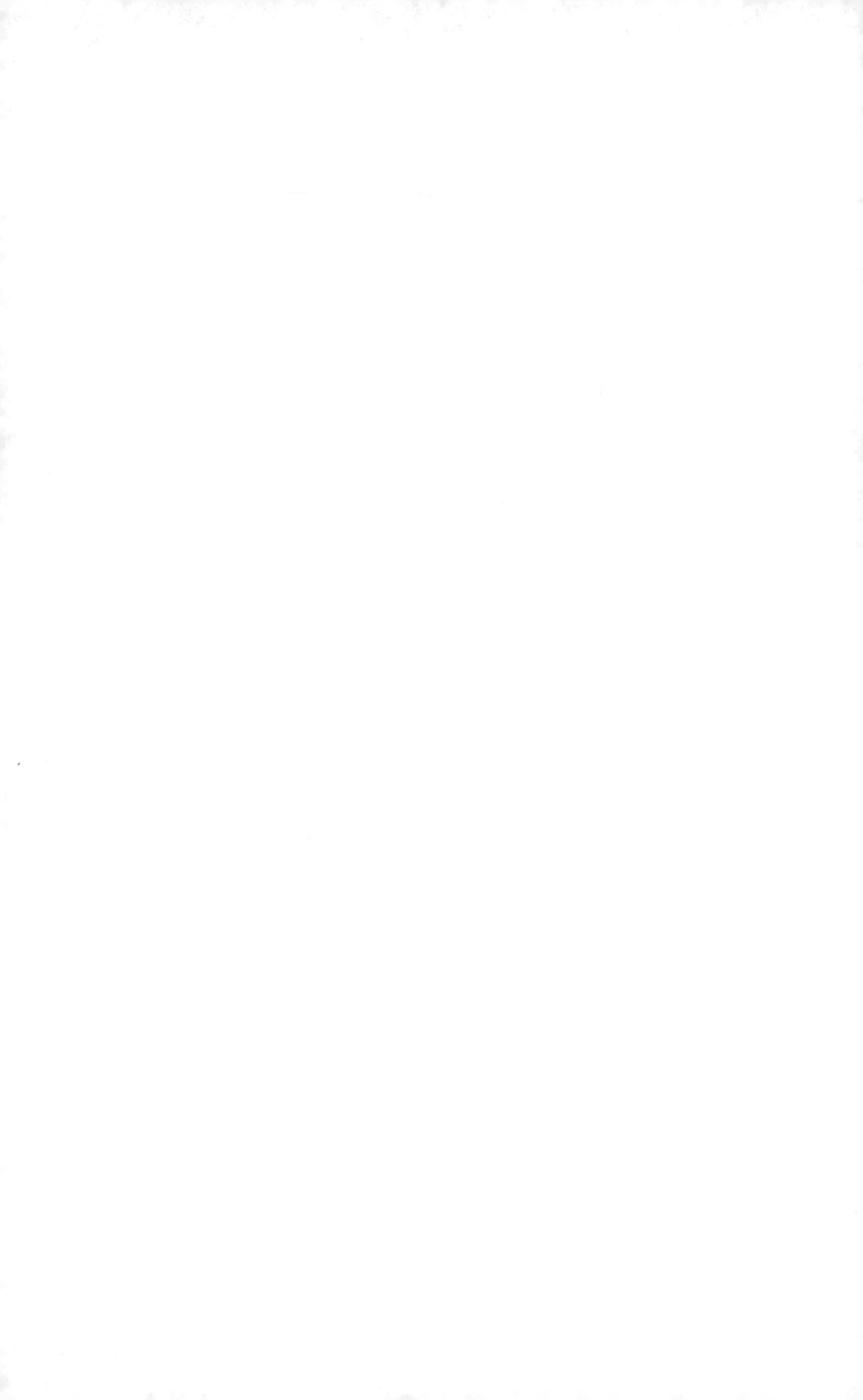

www.ingramcontent.com/pod-product-compliance
Lightning Source LLC
LaVergne TN
LVHW020028170826
845678LV00001B/165

9782329770178